AF875463

SITZUNGSBERICHTE DER SÄCHSISCHEN AKADEMIE
DER WISSENSCHAFTEN ZU LEIPZIG

Mathematisch-naturwissenschaftliche Klasse
Band 122 · Heft 2

WERNER RIES

ADIPOSITAS — REFLEXIONEN EINER KRANKHEIT

Mit 19 Abbildungen und 2 Tabellen

AKADEMIE-VERLAG BERLIN

Vorgetragen in der Sitzung am 10. Februar 1989
Manuskript eingereicht am 1. März 1989
Druckfertig erklärt am 22. Februar 1990

ISBN 3-05-500820-0
ISSN 0371-327X

Erschienen im Akademie-Verlag Berlin, Leipziger Straße 3—4, Berlin, DDR-1086
© Akademie-Verlag Berlin 1990
Printed in the German Democratic Republic
Gesamtherstellung: VEB Druckhaus „Maxim Gorki“, 7400 Altenburg
Bestellnummer: 764127 8 (2027/122/2) · LSV 2025

Krankheiten nehmen im Denken und Fühlen der Menschen einen breiten Raum ein. Sie gehören ohne Zweifel neben familiären Ereignissen, beruflichen Vorkommnissen, Tagesgeschehen und Wetterverhältnissen zu den häufigsten Gesprächsthemen überhaupt. Die dabei vorherrschenden Gedanken und Äußerungen sind geprägt von eigenen Sorgen und Ängsten, aber auch von Interesse und Anteilnahme am Schicksal anderer.

Reflexionen der menschlichen Erkrankungen finden sich verständlicherweise auch in Literatur und Kunst. Man denke nur an die Lungentuberkulose, die im 19. Jahrhundert zum Sujet bekannter Romane wurde. Fast gleichzeitig erschienen „La dame aux camélias" von Alexandre DUMAS d. J. (1848) und die „Scènes de la vie de Bohème" von Henri MURGER (1851). Beide Werke wurden auch Welterfolge der Opernliteratur, so „La Traviata" von Giuseppe VERDI (1853) und „La Bohème" von Giacomo PUCCINI (1896), während die gleichnamige Oper von Ruggiero LEONCAVALLO (1897) sich nicht behaupten konnte.

Auch in unserem Jahrhundert ging die Tuberkulose mit dem „Zauberberg" von Thomas MANN (1924) noch einmal in die große Literatur ein, bevor sie mit der Entdeckung der Antibiotika endgültig ihren Schrecken verlor. Der Roman zeichnet allerdings weniger Elend und Not der Schwindsüchtigen, als vielmehr das typische Milieu eines Schweizer Sanatoriums, in dem man seine Krankheit kultivieren konnte. Auch Katja MANN meint in ihren „ungeschriebenen Memoiren" [27], daß sie möglicherweise selbst dann von ihrem Leiden genesen wäre, wenn sie sich nicht die Kuraufenthalte hätte leisten können.

Natürlich haben auch andere Krankheiten, vor allem solche mit dubiöser Prognose, ihren Platz im künstlerischen Schaffen gefunden. Die Zahl entsprechender Werke ist aber, gemessen an der Bedeutung von Erkrankungen für das menschliche Leben, relativ klein geblieben. Die als Thema für diese Ausführungen gewählte Adipositas stellt eine Ausnahme dar. Sie wurde nicht nur in naturwissenschaftlichen Arbeiten, sondern auch in zahlreichen literarischen und künstlerischen Wahrnehmungen ungewöhnlich häufig reflektiert und sogar in historische Abläufe einbezogen, ganz abgesehen von den ungezählten Berichten in den Medien unserer Tage. Es ist deshalb lohnenswert, derartigen Beobachtungen und Darstellungen nachzuspüren. Die Beschränkung auf besonders eindrucksvolle Beispiele ist geboten.

1. Definition

Bei der Adipositas handelt es sich um eine Akkumulation von Körperfett, die zu einem deutlich über dem Optimalgewicht gelegenen Körpergewicht führt. Sie kann mit erheblichen physischen und psychischen Störungen verbunden sein. Als Synonyma sind auch die Begriffe Fettsucht, Fettleibigkeit und Obesitas gebräuchlich. Auf etymologische Besonderheiten dieser Termini soll hier nicht eingegangen werden, da sie für die folgenden Betrachtungen bedeutungslos sind. Ausführliche Hinweise finden sich an anderer Stelle [31].

Für die Berechnung des individuellen Optimalgewichts stehen in der DDR die von MÖHR und JOHNSEN (1972) aufgestellten Tabellen zur Verfügung. Sie beruhen auf einer detaillierten Körperbauanalyse und berücksichtigen die Körperzusammensetzung, insbesondere den stoffwechselphysiologischen aktiven Teil des Körpers. Aus den Tabellen kann man unter Berücksichtigung der Körperhöhe und des effektiven Körpergewichts sogenannte Relativgewichtsgruppen ermitteln (Tab. 1).

Für Reihenuntersuchungen mit vergleichenden Zielstellungen eignet sich der Broca-Index, da er mit Meßlatte und Waage in einfacher Form bestimmt werden kann. Er besagt: Normalgewicht (kg) sei Körpergröße (cm) minus 100.

Tabelle 1

Klassifikation der Körpergewichtsabweichungen vom Optimalgewicht (MÖHR und JOHNSEN, 1972)

Relativgewichtsgruppe	Abweichung in % vom Optimalgewicht
1 = extremes Untergewicht	weniger als −30%
2 = hohes Untergewicht	−30% bis −21%
3 = leichtes Untergewicht	−20% bis −11%
4 = Normalgewicht	−10% bis +9%
5 = leichtes Übergewicht	+10% bis +19%
6 = mäßiges Übergewicht	+20% bis +29%
7 = mittleres Übergewicht (mittlere Adipositas)	+30% bis +39%
8 = hohes Übergewicht (schwere Adipositas)	+40% bis +49%
9 = extremes Übergewicht (extreme Adipositas)	+50% und mehr %

2. Epidemiologie

Das bereits angedeutete ungewöhnliche Interesse an der Adipositas erklärt sich nicht zuletzt mit der Tatsache, daß sich das durchschnittliche Körpergewicht der Bevölkerung in den hochentwickelten Staaten in den Nachkriegsjahren ständig erhöht hat, wie am Beispiel der Stadt Leipzig gezeigt werden kann (Abb. 1).

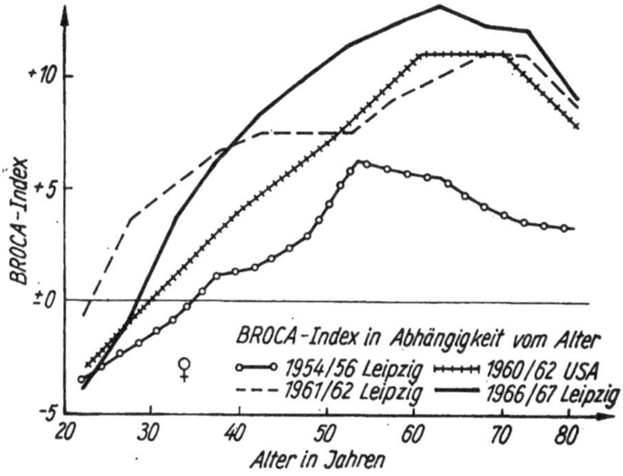

Abb. 1. Broca-Index von Frauen in der Altersabhängigkeit, Mittelwerte verschiedener Reihenuntersuchungen (31)

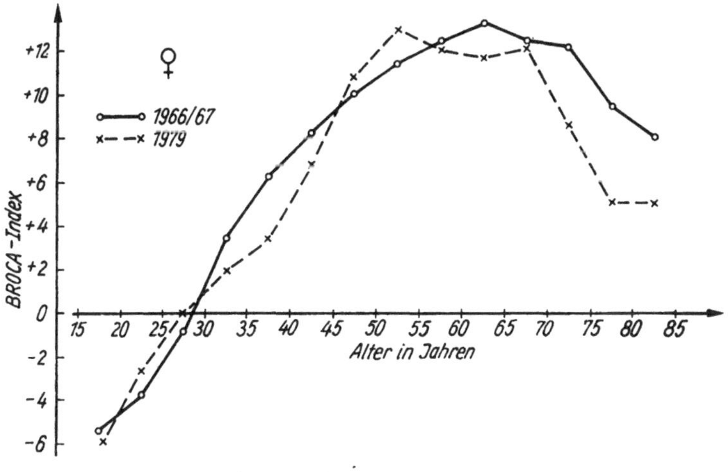

Abb. 2. Broca-Index von Frauen in der Altersabhängigkeit, Mittelwerte Leipzig 1966/67 und 1979 (35)

Nach einer weiteren Studie aus dem Jahre 1979 [34, 35] scheint dieser Trend allerdings zum Stillstand gekommen zu sein. Dennoch kann man annehmen, daß in der DDR etwa 20% der Männer und 40% der Frauen sowie 15% der Kinder als adipös angesehen werden müssen (siehe [20] und Abbildung 2).

3. Literarische Reflexionen

In nahezu allen Genres der Literatur finden sich ungezählte Aphorismen über Adipöse, nicht selten mit Bezug auf ihnen zugesprochene Verhaltensweisen oder Charaktereigenschaften. Viel zitiert wird der Ausspruch des Julius CAESAR im gleichnamigen Drama von William SHAKESPEARE (1564 bis 1616): „Laßt wohlbeleibte Männer um mich sein, mit glatten Köpfen, und die nachts gut schlafen. Der Cassius dort hat einen hohlen Blick, er denkt zuviel, die Leute sind gefährlich" (I, 2). Die beschwichtigende Entgegnung des Antonius beantwortet er mit dem Gedanken: „Wär er nur fetter!" (Übersetzung A. W. v. SCHLEGEL). Der dicke Mensch erscheint demnach dem Caesar als gutmütig, ja als vertrauenerweckend. Eine ähnliche Charakterisierung der Adipösen wird auch auf Heinrich HEINE bezogen, da sich in der Harzreise der Ausspruch findet: „Er war ein dicker Mann, folglich ein guter Mann". Diese Schlußfolgerung zieht allerdings HEINE nicht selbst, sondern er zitiert den Spanier CERVANTES. Die Psychologisierung der Leute, die zu viel denken, soll uns nicht weiter beschäftigen.

Bereits zwei Jahre vor „Julius Caesar" (u. 1599) hatte SHAKESPEARE eine Figur geschaffen, die nicht nur in die Literatur, sondern auch in die Musikgeschichte, die bildende Kunst, ja sogar in die Medizin eingehen sollte, den Sir John Falstaff. Wir begegnen ihm zuerst als Spießgesellen und Zechkumpan des Prinzen im ersten Teil des Königsdramas „Heinrich IV." (u. 1597). Mit ihm besteht er Abenteuer der verschiedensten Art, muß sich dafür aber auch manche Schmähung gefallen lassen, die auf seine Gestalt, aber auch auf bestimmte Verhaltensweisen schließen lassen. Dazu gehören Dickwanst, gemästeter Schuft, Lumpenhund, um nur einige bezeichnende Epitheta zu nennen (1. II, 2). Präziser beschreibt ihn im zweiten Teil des Dramas (u. 1598) der Oberrichter (2. I, 2): „Habt Ihr nicht ein feuchtes Auge, eine trockene Haut, eine gelbe Wange, einen weißen Bart, ein abnehmendes Bein und einen zunehmenden Bauch!" Adipöse mit diesen charakteristischen Merkmalen, dem Embonpoint und den schlanken Beinen, werden in der Medizin unserer Tage als Falstaff-Typ (Abb. 3) gekennzeichnet, dem man eine ungünstige Prognose beimißt. Dies scheint schon der Freund des Ritters, der spätere König Heinrich V., geahnt zu haben, denn er warnt ihn mit den Worten: „Laß ab vom Schlemmen, wisse, daß das Grab Dir dreimal weiter gähnt als anderen Menschen" (2. V, 5).

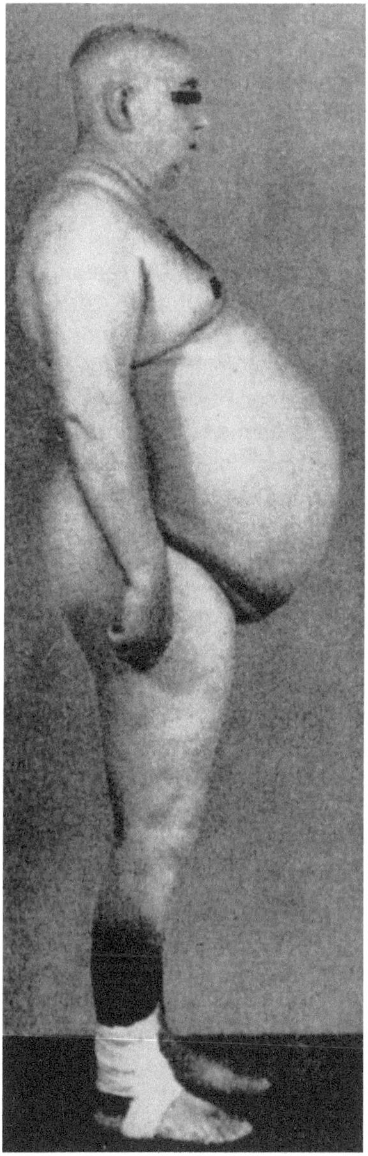

Abb. 3. Falstaff-Typ (31)

Angeblich auf Drängen des Hofes der Königin Elisabeth I. (1533–1603) rückt John Falstaff in den „Lustigen Weibern von Windsor" (u. 1599) vollends in den Mittelpunkt des Geschehens. Seine Gestalt ist unverändert geblieben, denn Frau Fluth erhebt die Frage: „Wie kam nur dieser Walfisch mit soviel Tonnen Öl im Bauch an die Küste von Windsor" (II, 1). Wiederum ist er den Tafelfreuden zugeneigt, nicht minder aber dem schönen Geschlecht, das ihm übel mitspielt. In dieser Rolle ist er schließlich auch in die Musikliteratur eingegangen, vor allem in „Die lustigen Weiber von Windsor" (Otto Nicolai, 1849) sowie im „Falstaff" (Giuseppe Verdi, 1893), neben einigen vergessenen Opern (Karl Ditters von Dittersdorf, 1796; Antonio Salieri, 1799; Giuseppe Mercadante, 1834; Adolphe Adam, 1856 und Ralph Vaughan Williams, 1929). Zwischen dem Falstaff Nicolais und demjenigen Verdis finden sich aber interessante Nuancierungen der Figur. Während der Falstaff Nicolais eindeutig komische Züge trägt, die ja von vielen Interpreten, meist einem Baß-Buffo, zum Vergnügen des Publikums weidlich präsentiert werden, ist der Falstaff Verdis nicht nur der heruntergekommene Rauf- und Trunkenbold. Er wird, wie Ernst Krause (1981) schreibt, zum „tragikumwitterten Helden, der mit Überlegenheit und Lebensphilosophie das Fazit aus dem närrischen Spiel zieht". Diese Charakterisierung ist aber in erster Linie ein Verdienst der Verdischen Musik und weniger des Textbuches, in dem sich die schon bei Shakespeare üblichen Bezeichnungen wie Dickbauch oder Faß mit zwei Beinen unverändert wiederfinden [42]. Das Finale der Oper mit der von Falstaff angestimmten Fuge „Alles ist Spiel im Leben" (Übersetzung: Horst Seeger) ist ja zugleich Verdis Abschied von der Opernbühne und entspricht der weisen Heiterkeit des greisen Maestro. Sein Librettist Arrigo Boito [23] bemerkt dazu: „Ein Lebenswerk der Leidenschaft endigt mit dem Ausdruck der Heiterkeit." –

Bleibt nur nachzutragen, daß Skakespeare zu der Gestalt des Falstaff von der englischen Geschichte inspiriert wurde, einem Sir John Oldcastle, der als Wiklif-Anhänger 1417 wegen Ketzerei und Hochverrat hingerichtet worden war [43]. Warum ihn Shakespeare umgestaltet hat, ist unbekannt.

Auch eine andere Figur aus der englischen Literatur hat ihren Platz in der Medizin gefunden. 1956 beschrieben der Amerikaner C. S. Burwell und seine Mitarbeiter ein Krankheitsbild mit extremer Adipositas, Zyanose, periodischer Atmung und einer Neigung zur Lethargie, die bis zur Schläfrigkeit und Somnolenz reichte, und bezeichneten es als Pickwick-Syndrom. Sie dachten dabei nicht an Mr. Pickwick (Abb. 4) selbst, sondern an den „fat and red-faced boy in a state of somnolency", den Diener der Familie Wardle aus den „Posthumous papers of the Pickwick club" von Charles Dickens (1812–1870), die zwischen 1836 und 1838 erschienen. Der feiste Bursche, wie er in deutschen Übersetzungen (O. v. Czarnowsky, 1971) meist genannt wird, ist nicht nur

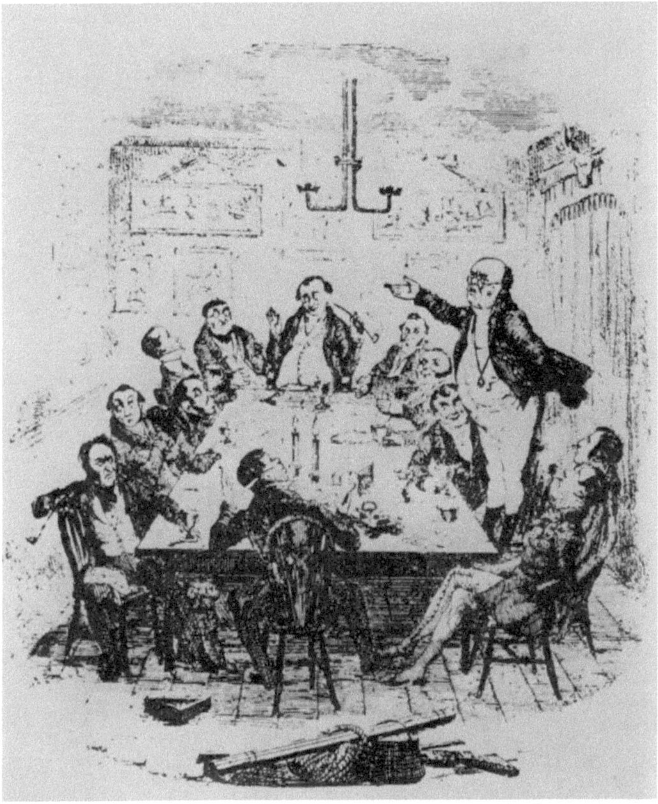

Abb. 4. Robert Seymour: Mr. Pickwick addresses the Club (11)

übermäßig dick, wofür z. B. die Anrede „Sie Zwanzigzentnerjüngling“ spricht, sondern befindet sich meist im tiefen Schlaf, was sein Herr fast leitmotivisch mit den Worten begleitet: „Der Bursche ist schon wieder eingeschlafen.“ Dieser Zustand erreicht seinen Höhepunkt, als Joe beim Klopfen an eine Türe im Stehen wieder entschlummert, aber dennoch unverdrossen an diese weiter pocht. Auch sein Appetit ist groß, wie seine Vorliebe für Fleischpasteten belegt, sein Durst nach eigenen Einlassungen jedoch weniger ausgeprägt.

Der Veröffentlichung von Burwell folgten in der medizinischen Literatur zahlreiche Kasuistiken (Abb. 5), z. T. mit kritischen Bemerkungen. So wurde vorgeschlagen, anstelle von „Pickwick-Syndrom“ besser von einem „Joe-Syndrom“ zu sprechen. Auch wurden Zweifel laut, ob der feiste Bursche wirklich krankhafterweise ständig eingeschlafen sei oder sich nur so gestellt habe, wofür manche Bemerkungen im Roman sprechen könnten. So ist Joe bei

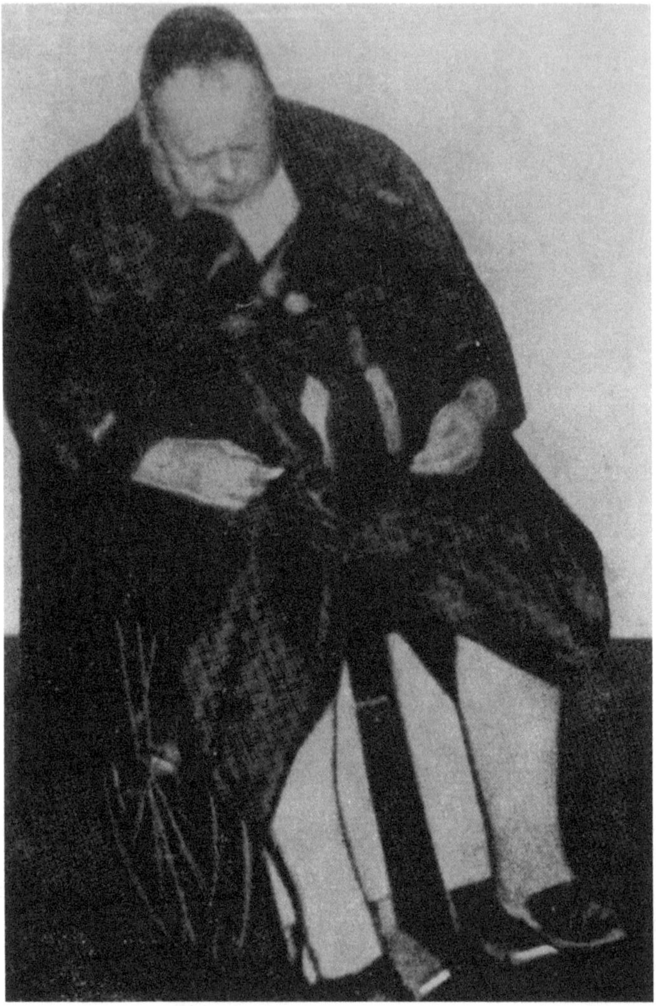

Abb. 5. Pickwick-Syndrom (31)

der Beobachtung einiger amouröser Szenen in seiner Umgebung hellwach und säubert auch die Eisbahn, was ein medizinisches Pickwick-Syndrom kaum leisten könnte. An dem Kricket-Spiel (Abb. 6) im 7. Kapitel hat er allerdings nicht teilgenommen, auch wenn man sich ihn in der Zeichnung von Robert BUSS [10] so ähnlich vorstellen könnte.

Im Falle des Pickwick-Syndroms reflektieren die Mediziner offenbar eine literarische Gestalt. Allerdings ist es auch hierüber zu Diskussionen gekommen,

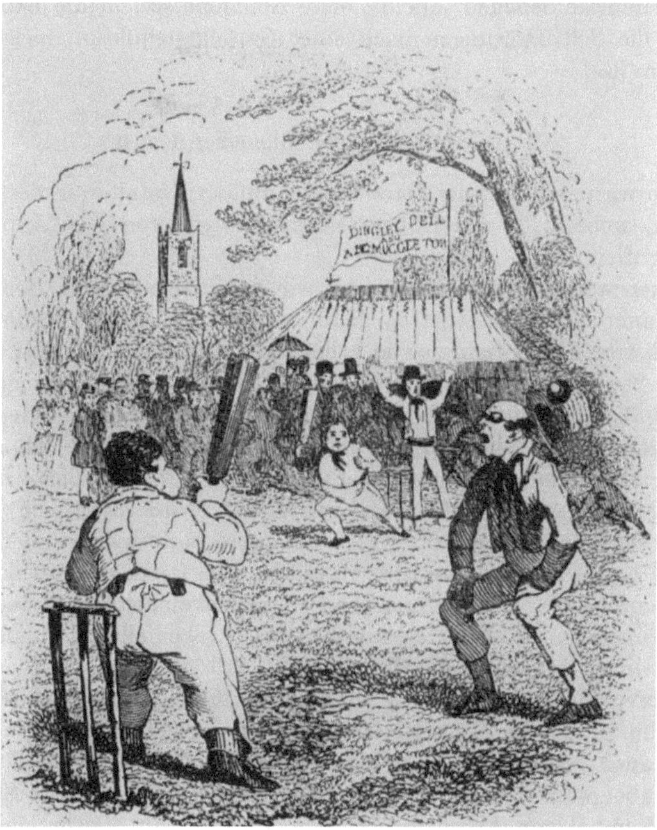

Abb. 6. Robert William Buss: The Cricket Match (10)

denn bereits im Jahre 1819 hatte der Engländer W. WADD ein Krankheitsbild mit folgenden Symptomen beschrieben: ausgesprochene Adipositas, Schlafsucht, Zyanose, periodische Atmung, Polyzythämie und Hypertrophie des rechten Herzens, also praktisch das heute so genannte Pickwick-Syndrom. Es ist deshalb nicht von der Hand zuweisen, daß DICKENS, der ja als Journalist tätig war, die in London erschienene Arbeit von WADD gekannt und danach seinen feisten Burschen gestaltet hat. Sichere Beweise hierfür fehlen.

Es sei ergänzt, daß die Meinungen über die Ursachen des Pickwick-Syndroms, das übrigens nur bei Männern vorkommt, auseinandergehen. Während manche Autoren eine mechanisch bedingte Verminderung der Lungenfunktion mit Mangeldurchblutung des Gehirns anschuldigen, glauben andere an primäre zerebrale Schäden. Für die erste Annahme spricht die Beobachtung, daß sich die Schlafstörungen nach einer Gewichtsreduktion meist deutlich vermindern [31].

4. Darstellung in der Bildenden Kunst

Wenden wir uns damit der Darstellung adipöser Gestalten in der bildenden Kunst zu, wobei z. T. auf frühere Beobachtungen von HOLLÄNDER (1923) zurückgegriffen wird.

Bemerkenswerte Skulpturen kennen wir aus prähistorischer Zeit in Form der sogenannten Venusstatuetten. Man versteht darunter naturalistische bis stark stilisierte Frauenfiguren von 1 bis 20 Zentimeter Größe aus Elfenbein, Knochen, Stein oder Ton. In der Regel stammen sie aus dem Jungpaläolithikum, sind also etwa 50000 bis 8000 Jahre vor unserer Zeitrechnung entstanden. In vielen Fällen zeichnen sie sich durch eine ausgeprägte Adipositas mit besonderer Betonung der Brüste, der Hüften und des Gesäßes aus. Ein bekanntes Beispiel ist die in der Nähe von Krems (Niederösterreich) ausgegrabene „Venus von Willendorf" (Abb. 7). Interessanterweise finden sich die gleichen Typen über die ganze Erde verstreut, vom Baikalsee über die Ukraine und Westeuropa bis hin zum Amazonas, so daß ein einheitliches künstlerisches Motiv anzunehmen ist. Die Meinungen hierüber gehen allerdings auseinander. Unglaubwürdig ist sicher die Vorstellung, daß die Figuren dem Körpergewicht ihrer Zeit entsprochen haben könnten. Eher verständlich wäre schon die Annahme, daß die Künstler besonders begünstigte Personen darstellen, vielleicht auch bestimmte Idealtypen verwirklichen wollten. Viel wahrscheinlicher ist aber wohl die Postulierung eines Kultcharakters dieser Statuetten, etwa als Symbol von Fruchtbarkeit und Mutterschaft. Dafür sprechen die Hervorhebung primärer und sekundärer Geschlechtsmerkmale, erotisch stimulierende Haltungen und Anzeichen einer Gravidität.

Bei den Bemühungen um die Festlegung eines Normal- oder Idealgewichts hat man in der medizinischen Literatur mehrfach versucht, sich am sogenannten griechischen Schönheitsideal zu orientieren und als Prototypen den „Apollon von Belvedere" oder die „Aphrodite von Melos" (Abb. 8) angegeben. Man verband damit Hinweise auf die besondere Schlankheit dieser Figuren und bezeichnete sie als vorbildhaft. Die Betrachtung der Skulpturen zeigt aber, daß sie keineswegs als übermäßig dünn anzusehen sind, sondern daß sich ihre Schönheit vor allem durch die Harmonie der Proportionen auszeichnet. ROTENBERG (1956) macht bei der „Venus von Milo" sogar auf die Stattlichkeit und eine gewisse Monumentalität der Gestalt aufmerksam.

Ohne Zweifel ist der Adipöse aber auch im alten Hellas aufgefallen, wie die Schilderung der Nöte des dicken Reichen [18] im Kampf bei PLATON (427—374

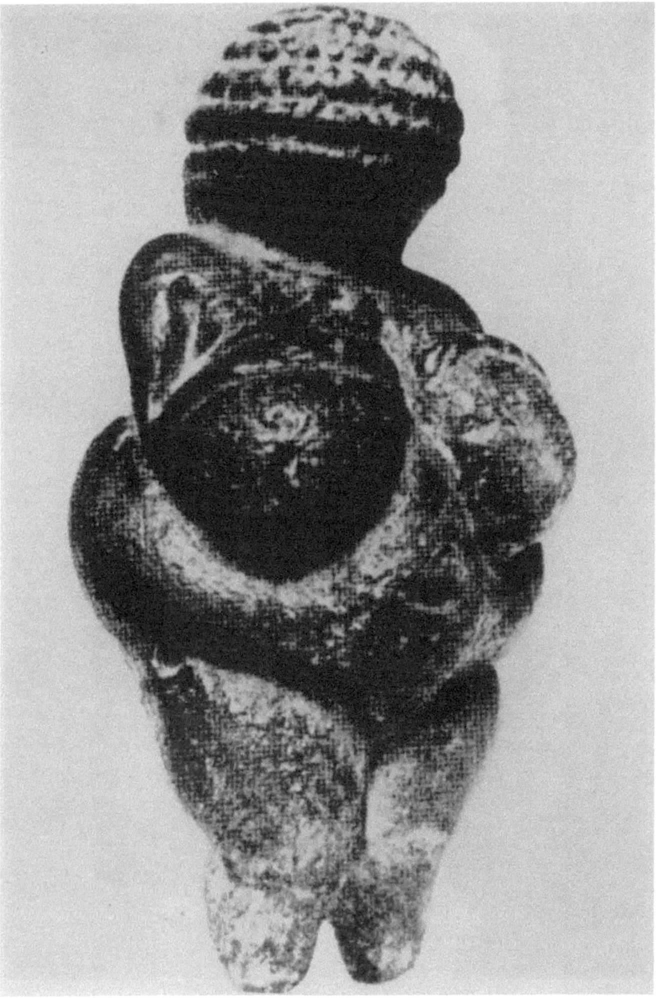

Abb. 7. Venus von Willendorf

v. u. Z.) oder die Darstellung des seinen Bauch beklagenden Jünglings belegen (Abb. 9). Bommer (1957) weist in diesem Zusammenhang auf den Wandel der Symposien hin, die im Perikleischen Zeitalter der geistreichen Unterhaltung gedient hätten, später aber zu passiven Vergnügungen und Tafelschwelgerei gesunken wären. — Ähnliche Erscheinungen beobachtete man auch im antiken Rom, was den alten Cato (234—139 v. u. Z.) zu dem sarkastischen Ausspruch

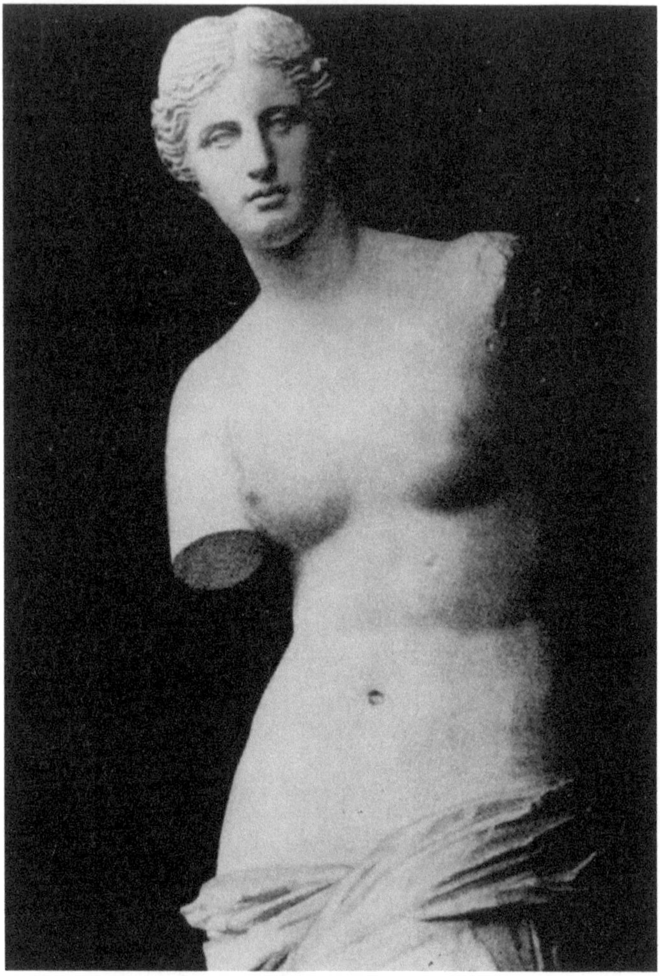

Abb. 8. Agesandros: Aphrodite von Melos

veranlaßte: „Was kann dem Staat ein Körper nützen, wenn zwischen Kehle und Scham nichts weiter ist als Bauch“ [15].

Diskussionen um ein sich wandelndes Schönheitsideal im Laufe der Zeiten entzündeten sich immer wieder an Peter Paul RUBENS (1577—1640) und seinen üppigen Frauengestalten, die nicht selten als unmäßig dick und folglich als unästhetisch eingeordnet wurden (Abb. 10). Gegen diese weitverbreitete Ansicht hat sich Wilhelm v. BODE (1917) in seinem von PLIETZSCH (1956) bearbeiteten Werk „Die Meister der holländischen und flämischen Malerschulen“

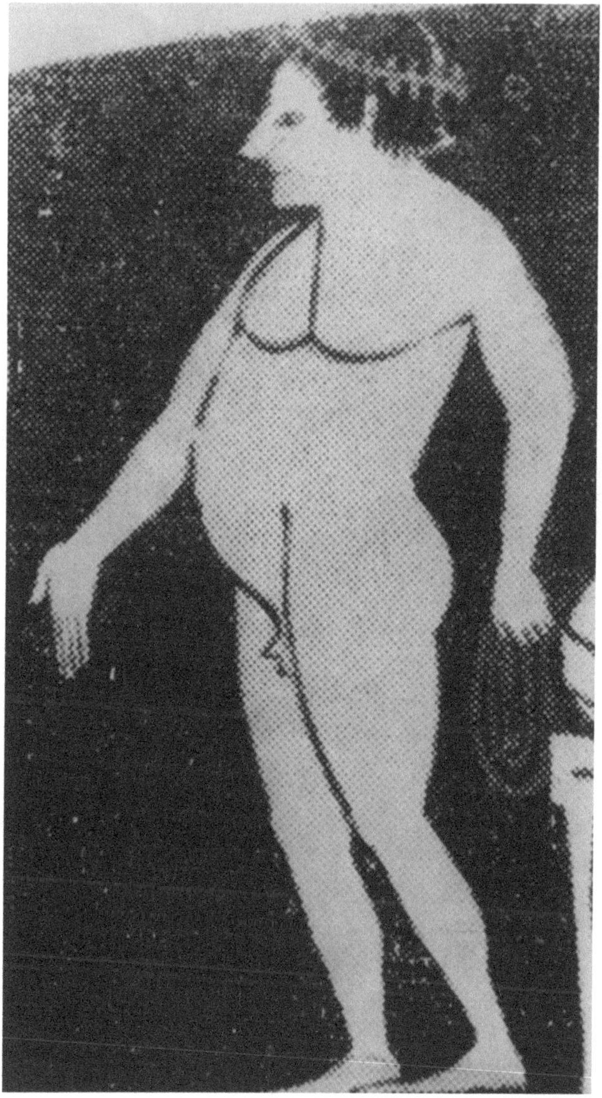

Abb. 9. Ein fetter Jüngling seinen Bauch beklagend (36)

gewandt. Nach seiner Auffassung sind die Rubensschen Frauengestalten weder „fett noch schwülstig, sondern kräftig und muskulös. Sie müßten so sein, da zierliche und schlanke Gestalten nicht den Eindruck des Lebens und der Lebendigkeit machen würden, den Rubens zum Ausdruck bringen wollte. Für

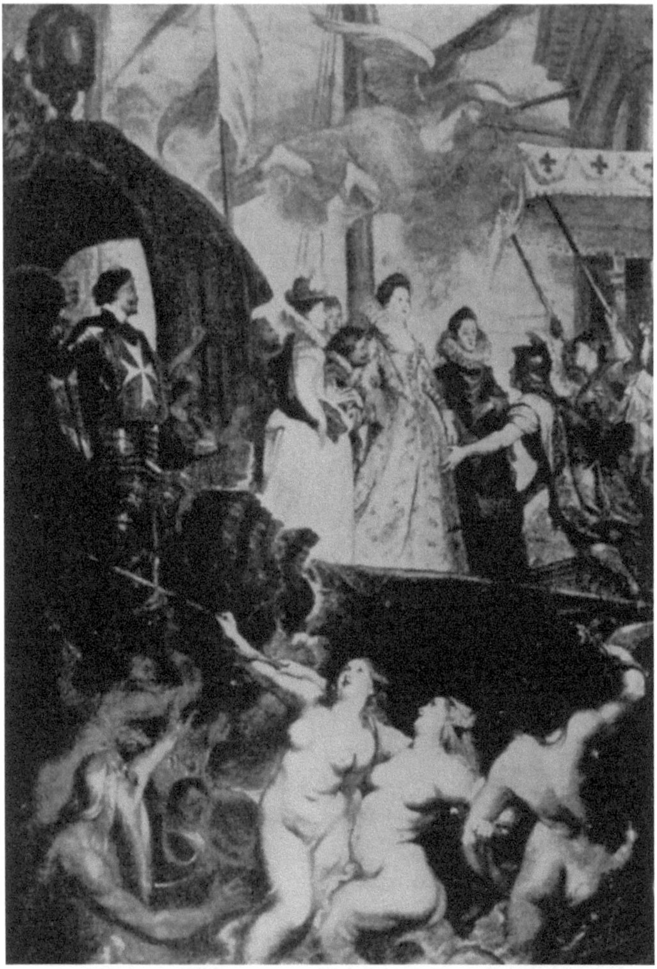

Abb. 10. Peter Paul Rubens: Landung der Maria de Medici in Marseille

die starke Bewegung seien große, geschwungene Linien in der Komposition und rundliche Details der Formen eine Notwendigkeit."

Es bleibt die Frage, ob es sich bei den Rubensschen Figuren um sein eigenes Schönheitsideal oder das seiner Epoche gehandelt hat. Sicher trifft beides zu. Für die persönliche Einstellung von Rubens sprechen die zahlreichen Bilder, die er von Helene Fourment, seiner zweiten Frau, gemalt hat. Hier habe er, so meint v. BODE (1917), sein Ideal der weiblichen Schönheit festgehalten, insbesondere in der „Frau im Pelz", dem „Pelsken" (Abb. 11). Zum anderen

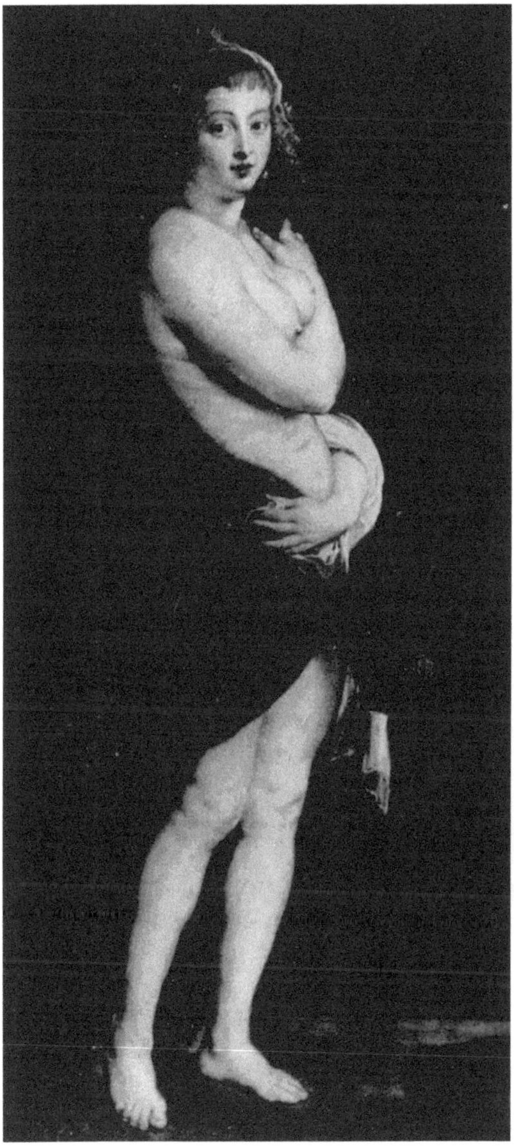

Abb. 11. Peter Paul Rubens: Frau im Pelz

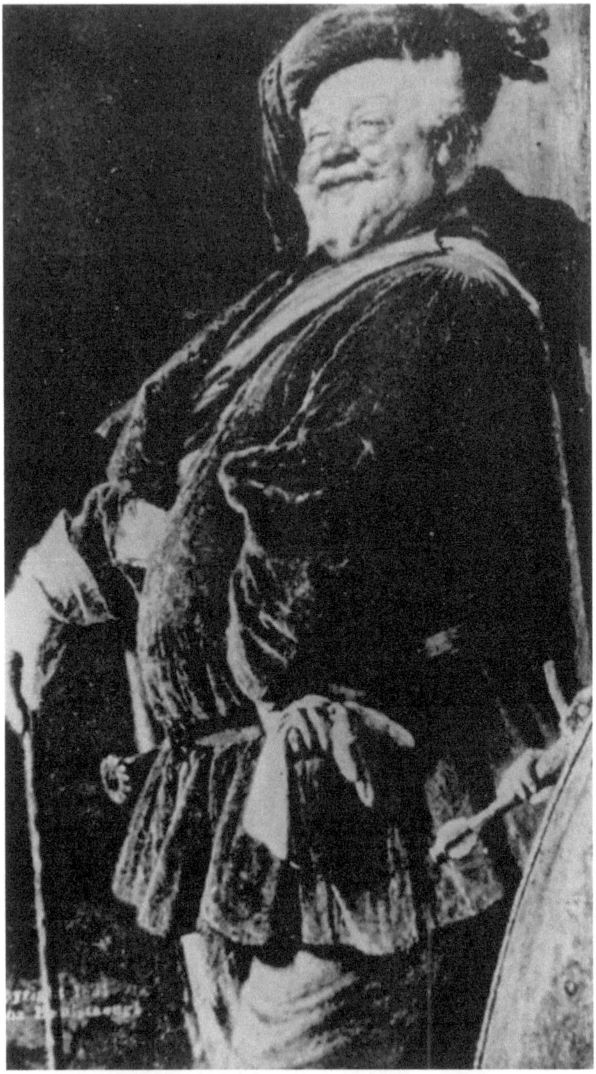

Abb. 12. Eduard v. Grützner: Falstaff und seine Page

deuten die Werke weiterer flämischer Maler jener Epoche ebenfalls auf eine Vorliebe für üppige Formen (z. B. Jordaens, 1593—1678).

Es sei ergänzt, daß sich in der medizinischen Typologie der Adipositas ein sogenannter Rubens-Typ etabliert hat. Er ist durch besondere Betonungen an den unteren Körperpartien gekennzeichnet und wird auch mit prog-

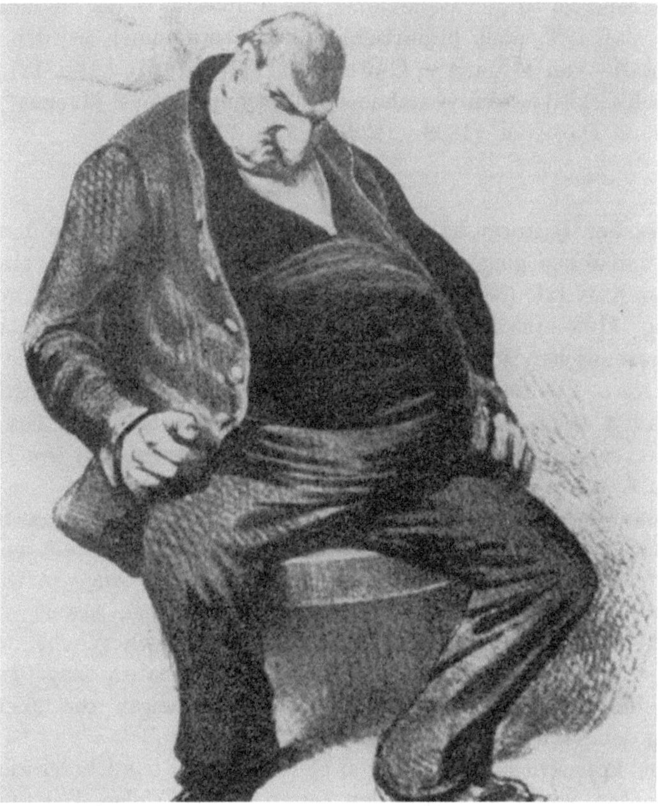

Abb. 13. Honoré Daumier: Zeichnung eines Mannes

nostischen Erwägungen in Verbindung gebracht, worauf noch einzugehen sein wird.

In anderen Darstellungen niederländischer [38] und flämischer Meister werden Beziehungen zwischen Übergewicht und Eßgewohnheiten festgehalten. Dies gilt z. B. für die „Fette Küche“ von Pieter BRUEGEL d. Ä. (1525—1569) oder das „Schlaraffenland“ des gleichen Meisters.

Spätere Künstler haben die vermuteten Zusammenhänge zwischen Ernährung und Übergewicht von der vergnüglichen Seite aufgegriffen. Erinnert sei nur an Wilhelm BUSCH (1832—1908) und seinen Tobias Knoop [s. 8]. — In unseren Tagen müssen sich die Adipösen von Karikaturisten viel gefallen lassen. Man sollte aber die Zeichnungen von Heinrich ZILLE (1858—1929) nur bedingt hinzurechnen, da sich ihr sozialkritischer Inhalt weit über das Wesen bloßer Spottlust erhebt.

Abschließend sei zu den Reflexionen der Adipositas in der bildenden Kunst vermerkt, daß z. T. auch literarische Sujets übernommen wurden, wie z. B. der „Falstaff" von Eduard v. Grützner (1846–1925) (Abb. 12) oder die an das Pickwick-Syndrom gemahnende „Zeichnung eines Mannes" (Abb. 13) von Honoré Daumier (1808–1879).

5. Historie

Auch in der Historie hat die Adipositas ihre Reflexionen hinterlassen. Manche Monarchen gingen als „der Dicke" in die Geschichte ein, wie der Karolinger Karl III. (839–888) und der Capetinger Ludwig VI. von Frankreich (Reg. 1108–1137). Aus alten Überlieferungen geht hervor, daß sogar einige der römischen Kaiser übergewichtig gewesen sein sollen, so Tiberius, Caligula, Nero, Vitellius, Titus und Domitian. Selbst Augustus wird dazu gerechnet, auch wenn seine Statue aus Porta Prima bei Rom das Gegenteil zu beweisen scheint. Natürlich muß man mit Idealisierungen des Imperators durch den Künstler rechnen.

Interessanterweise scheint das Übergewicht dem Ansehen mancher Herrscher wenig geschadet zu haben. Dies gilt z. B. für die Habsburgerin Maria Theresia (1717–1780) (Abb. 14) und die Königin Viktoria von Großbritannien (1819–1901) (Abb. 15). Beide Fürstinnen wurden, soweit wir wissen, von ihren Untertanen nicht nur verehrt, sondern auch geliebt, wozu wohl nicht zuletzt der reiche Kindersegen beigetragen haben mag. Trotz ihres Übergewichts war ihnen eine erstaunliche Vitalität eigen, die ihnen die Anerkennung der Nachwelt eingebracht hat.

Auch der Popularität eines anderen Herrschers hat das Übergewicht keinen Abbruch getan, zumindestens in den Zeiten seiner Erfolge. Der ursprünglich hagere Bonaparte (1769–1821) wurde als Kaiser Napoleon I. immer korpulenter [28], wie etwa das während einer Messe am 8. März 1812 von Girodet-Trioson gemalte Bild (Abb. 16) erkennen läßt. Dabei war der Korse alles andere als ein Gourmet, denn er aß schnell, hastig und unregelmäßig [6]. Während das erst 1845 entstandene Gemälde von Delaroche nicht als Zeitdokument angesehen werden kann, beweist die Zeichnung eines englischen Offiziers vom 24. 7. 1820, daß der Verbannte auf St. Helena (Abb. 17) noch dicker geworden sein muß. Auch bei der Obduktion wurde dann eine außergewöhnliche Fettmenge in Brust- und Bauchhöhle vorgefunden, was mit der Annahme eines jahrelangen Magenkrebsleidens schwer vereinbar ist, wie schon die anwesenden Ärzte bemerkten [22]. Viel wahrscheinlicher ist deshalb als Todesursache die Perforation eines Magengeschwürs, möglicherweise bei beginnender maligner Entartung. Auf die in den letzten Jahren immer wieder auftretende Diskussion um eine mögliche Arsenvergiftung des Kaisers soll nicht eingegangen werden, da die Argumente widerspruchsvoll sind.

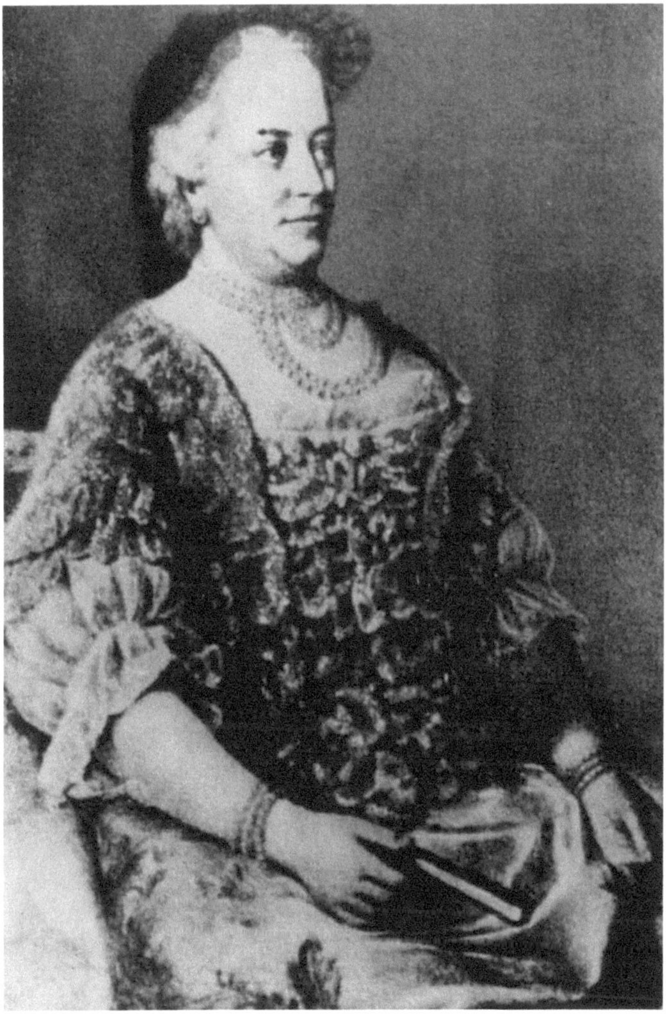

Abb. 14. Kaiserin Maria Theresia, Kupferstich von Kilian nach Maytens

Natürlich hat man sich auch für die Tafelfreuden an den königlichen Höfen interessiert. Nach den Memoiren des Herzogs von SAINT-SIMON [39] bestand die Speisenfolge bei Louis XIV. in Versailles aus Dutzenden von Gerichten, an denen der König seinen „überirdischen" Hunger [47] stillte. Trotzdem scheint er, der nach BERTRAND (1927) stets so schlank und elastisch in seinen Bewegungen gewesen war, erst im höheren Alter schwerfällig geworden zu sein,

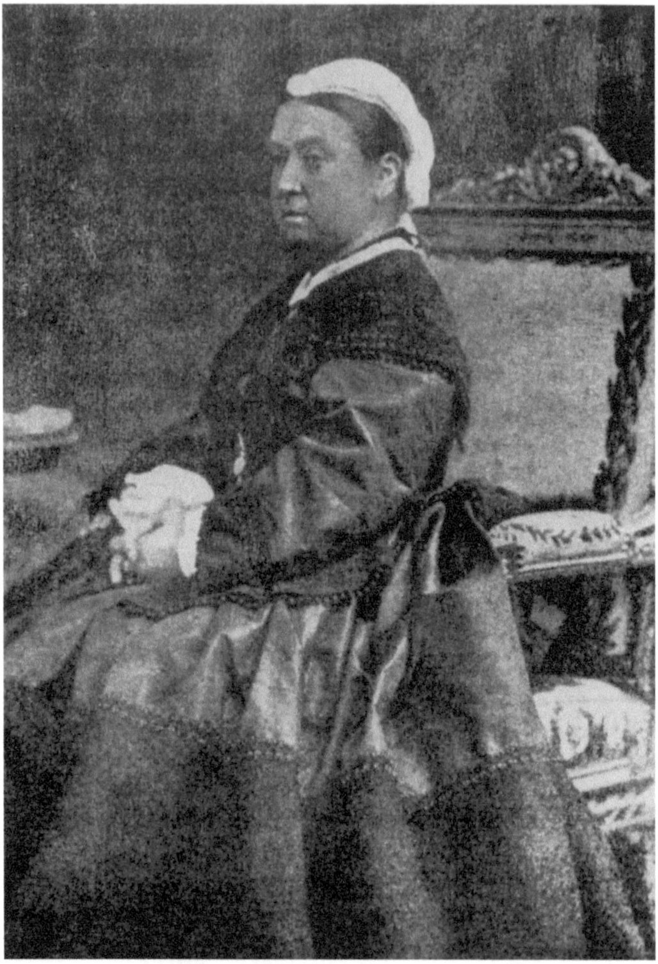

Abb. 15. Königin Viktoria, 1863

was in manchen Gemälden auch die übliche Idealisierung nicht mehr verdecken konnte. Unbekümmert um ihr Übergewicht ließ sich dagegen seine Schwägerin, die Pfälzerin Elisabeth Charlotte Liselotte (1652—1722) (Abb. 18), malen, zu deren Lieblingsspeisen Mettwurst, Sauerkraut, Specksalat und Biersuppe [25] zählten. Gut informiert sind wir über das Körpergewicht des sächsischen Kurfürsten und späteren polnischen Königs August II. (1670 bis 1733). Nach CZOK (1987) soll er in seinen besten Lebensjahren (um 1712) zweieinhalb Zentner bei einer Körpergröße von 176 Zentimeter gewogen haben.

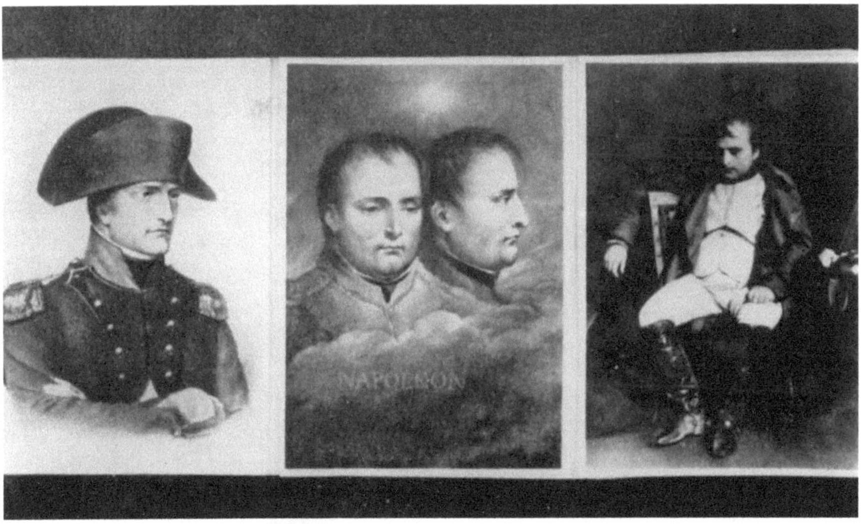

Abb. 16. Napoleon I. 1801, 1812, 1814 (v. l. n. r. Lithographie von F. Delpech nach J.-B. Isabey; A. L. Girodet-Trioson; P. Delaroche)

Vermutlich ist er auch einer Folge der Adipositas, dem Diabetes mellitus, zum Opfer gefallen. Da er mit seinem Übergewicht eine ungewöhnliche Körperkraft verband, ist er in die Geschichte bezeichnenderweise nicht als „der Dicke", sondern als „der Starke" eingegangen.

Natürlich sagen die in manchen Memoiren genüßlich aufgezählten Speisepläne der gekrönten Häupter nichts darüber aus, wieviel von den aufgetischten Gerichten tatsächlich verzehrt wurden. Der Leibarzt des Preußenkönigs Friedrich II. (1714—1786), Dr. Zimmermann, registrierte wenige Tage vor dem Tod des Monarchen folgendes Menü: „11 Gänge, darunter Suppe, Rindfleisch, Koteletts, Salm, Ochsenzunge, scharf gewürzte Fleischbrühe mit einem großen Eßlöffel voll von gestoßenen Muskatblüten und gestoßenem Ingwer. Das Rindfleisch wurde mit $^1/_4$ l Branntwein abgekocht. Als Nachtisch ein italienisches Gericht, zur Hälfte aus Parmesaner Käse und türkischem Weizen. Dazu Saft von ausgepreßtem Knoblauch. Alles in Butter gebraten, bis eine fingerdicke Kruste entsteht. Außerdem ein großer Teller voll von einer Aalpastete, die so heiß und würzig war, daß sie in der Hölle gebraten schien. Dazu 1 Flasche Sekt" [31].

Man wird sich mit Recht fragen, ob der König von diesem Angebot wirklich Gebrauch gemacht hat. Er war bekanntlich nicht übergewichtig, hat aber vermutlich an der Gicht gelitten, also auch einer Krankheit, zu deren Ursachen die Völlerei gezählt wird.

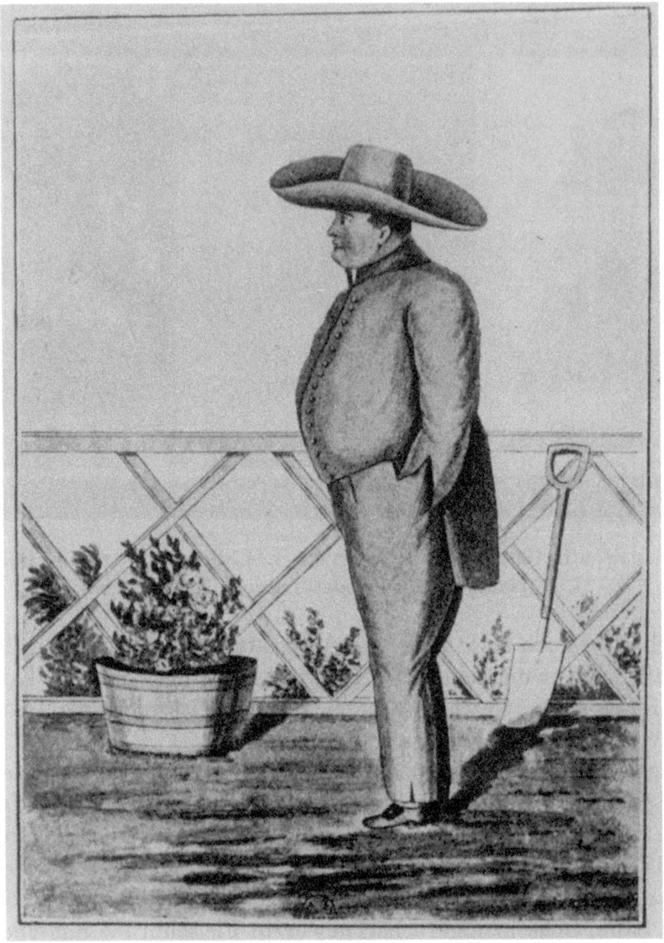

Abb. 17. Napoleon I. auf St. Helena. Zeichnung eines englischen Offiziers, Longwood 24. 7. 1820

6. Medizin

Die bisherigen Ausführungen zeigen, daß die von der Adipositas ausgelösten Reflexionen in Literatur, Kunst und Historie recht unterschiedlich sind. Wie reagieren nun die Mediziner auf das Phänomen? Es sei gleich gesagt, daß nicht wenige Ärzte die Adipositas als eine wahre Crux medicorum betrachten, wofür es verschiedene Gründe gibt.

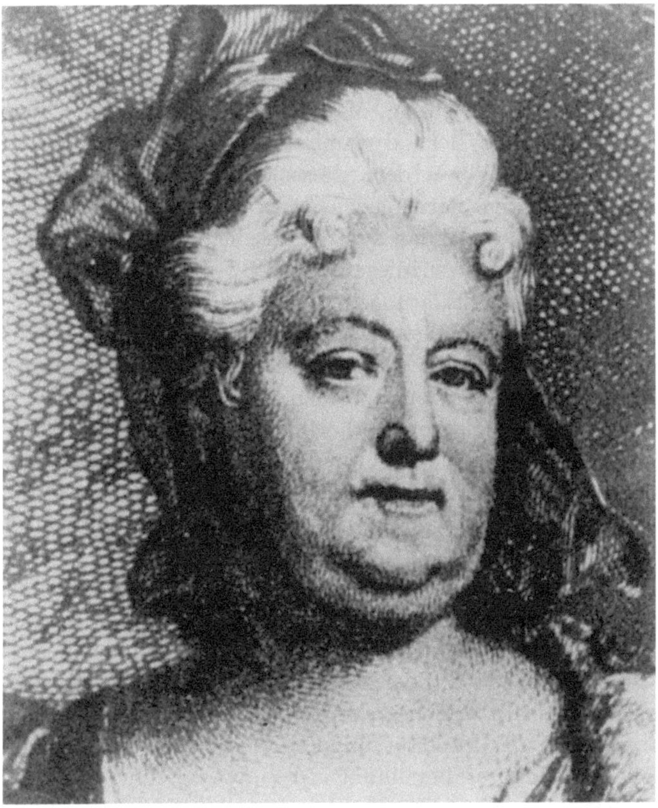

Abb. 18. Liselotte v. d. Pfalz, Kupferstich von P. Drevet nach H. Rigaud

— Da ist zunächst die Frage nach den Ursachen einer Gewichtszunahme. Im Prinzip scheint alles ganz einfach zu sein, denn es wird nicht daran gezweifelt, daß die Adipositas entweder durch Überernährung (Hyperphagie) oder/und durch Bewegungsarmut (Hypomotilität) ausgelöst wird. Mit dieser lapidaren Feststellung über die Entstehungsmechanismen (Pathogenese) wird aber letztlich nichts über die Ursachen (Ätiologie) der Gewichtszunahme ausgesagt. Man hat sie in den verschiedensten Funktionsbereichen gesucht, so etwa in Störungen des Zentralnervensystems, des Endokrinums, des Metabolismus, des Energiestoffwechsels, ja der Psyche. Keine dieser Vermutungen konnte bisher überzeugend bestätigt werden. Gesichert ist lediglich eine hohe familiäre Belastung, für die sowohl anlage- als auch milieubedingte Voraussetzungen diskutiert werden.

Auch die These von einer Hyperphagie als unabdingbare Voraussetzung für eine Gewichtszunahme ist umstritten. Umfangreiche Ernährungsanamnesen mit subtiler Untersuchungstechnik [20] haben gezeigt, daß die Adipösen kaum mehr essen als Normalgewichtige. Man erklärt dieses Rätsel damit, daß die Hyperphagie lediglich in der „dynamischen" Phase der Gewichtszunahme eine Rolle spielt und später in der „statischen" Phase des Übergewichts von Ernährungsgewohnheiten normalgewichtiger Menschen abgelöst wird. Ein weiteres Problem liegt darin, daß auffallend schlanke Menschen ungewöhnlich viel essen, ohne an Gewicht zuzulegen. Auch für dieses Phänomen gibt es bisher keine überzeugenden Erklärungen.

– Bei jedem Übergewichtigen ist unter strenger Aufsicht eine Gewichtsverminderung zu erzielen. Sind aber diese Voraussetzungen nicht gegeben, muß der Patient davon überzeugt werden, daß er, warum auch immer, über seine individuellen biologischen Verhältnisse gelebt hat oder noch lebt und eine Änderung seiner Ernährungsgewohnheiten erforderlich ist. Dabei kommt es vor allem auf die Einschränkung der Kalorien und weniger auf die Kostform an. Die zahlreich propagierten Diätkuren kann man getrost als „Methodenschwindel" bezeichnen [31].

Leider führt die im Prinzip richtige Therapie der Nahrungsrestriktion in Verbindung mit körperlicher Mobilisation langfristig nicht zu den gewünschten Erfolgen. Nach übereinstimmenden Berichten läßt sich nach 5 Jahren ein Dauererfolg nur bei etwa 15% der Behandelten registrieren. Die Therapie der Adipositas zählt deshalb zu den krassesten Versagern in der inneren Medizin, so daß man sich um die Unterstützung anderer Fachgebiete bemüht hat.

Die Erfolglosigkeit ihrer Bemühungen hat dazu geführt, daß nicht wenige Ärzte die Behandlung der Adipösen resignierend aufgeben, ja diese bisweilen wie Angeklagte oder notorische Lügner (Omnis adiposus mendax) behandeln. Hierzu paßt auch die Tatsache, daß Adipöse erst eine Heilkur erlangen, wenn sie abgenommen haben, bzw. daß eine Wiederholungskur bei erneuter Gewichtszunahme abgelehnt wird. Bei Hochdruckkranken wäre eine vergleichbare Reaktion undenkbar.

– Die genannten Probleme werden noch dadurch verstärkt, daß sich der Krankheitswert der Adipositas schwer präzisieren läßt. Zweifellos gehört sie mit ihren Folgeerscheinungen, wie Diabetes mellitus, Fettstoffwechselstörungen, Gelenkveränderungen, vor allem aber Herz- und Kreislaufbelastungen, zu den Risikofaktoren des Alterns. Untersuchungen über das biologische Alter von Adipösen haben in diesem Sinne mehrfach eine Voralterung belegt [33].

Allerdings liegen bisher keine exakten Angaben über ein erhöhtes Mortalitätsrisiko der Adipösen vor, da die Krankheit als Todesursache praktisch nicht registriert wird [41]. Zudem sind die oft zitierten Berichte nordamerikanischer Lebensversicherungsgesellschaften über eine herabgesetzte Lebenserwartung der Adipösen [29] in die Kritik geraten. So hat man Zweifel an ihrer Allgemeinverbindlichkeit geäußert, da die untersuchte Population nicht einmal für die zeit- und ortsentsprechende Gesamtbevölkerung der USA und Kanadas als repräsentativ gelten könnte. Weiterhin hat man bemängelt, daß die Daten gesammelt wurden, um das Risiko der Lebensversicherungsgesellschaften bei der Policenabgabe an ihre Klienten abzuschätzen und nicht zur Bestimmung des Gesundheitsrisikos als Folge des Körpergewichts [16].

Nach neueren Untersuchungen ist davon auszugehen, daß die Lebenserwartung der Adipösen erst bei einem Übergewicht von + 30% beeinträchtigt wird [1]. Dabei soll nach VAGUE et al. [45] der Körperbau eine Rolle spielen (Abb. 19). So wird der androide, vor allem abdominell betonte Typ in erster Linie durch metabolische Störungen und kardiovaskuläre Folgeerscheinungen bedroht, während der gynoide Typ mehr zur Wasserretention und Veneninsuffizienz, also zu mechanischen Komplikationen neigt. Der dem Falstaff ähnelnde Körperbau ist demnach gefährlicher als die an Rubens erinnernde Gestalt.

— Wie schon gesagt, haben sich die Internisten bei der Suche nach erfolgreicheren Therapieverfahren um die Hilfe anderer Disziplinen bemüht. Sie haben, wie der Schweizer Psychiater Manfred BLEULER (1952) einmal sagte, die Lehre von der Adipositas den Psychotherapeuten mit beiden Händen übergeben, die sich nun besorgt fragen müßten, ob sie das gewichtige Geschenk auch tragen könnten. Dazu ist zu bemerken, daß Gruppenbehandlungen im Sinne einer Verhaltenstherapie durchaus einen motivationsverstärkenden Effekt haben können. Ihre Kombination mit der Ernährungsbehandlung sowie der Physiotherapie erscheint deshalb sinnvoll, obwohl auch in dieser Hinsicht Langzeiterfolge abgewartet werden müssen. Ähnliches gilt für chirurgische Eingriffe, die in den letzten Jahren mehrfach praktiziert wurden [24], so etwa als Bypass-Operation zur Ausschaltung von Magen oder Dünndarmanteilen und durch Abtragung von subkutanen Fettdepots. Aufgrund der diesen Methoden noch anhaftenden relativ hohen Komplikationsraten sind die Kontraindikationen besonders zu beachten [1].

Verständlicherweise haben sich die Psychologen auch um die Erfassung von Persönlichkeitsmerkmalen bemüht, z. B. mit Hilfe des von Max LÜSCHER (1947) entwickelten Farbtests. Der Test beruht auf der Annahme, daß die Wahrnehmung von Farben bestimmte Gefühlseindrücke auslöst und die Vorliebe für spezielle Farben Rückschlüsse auf die Persönlichkeitsstruktur gestattet. Im Zentrum des Tests stehen die Grundfarben Rot, Gelb, Blau und Grün. Während die Bevorzugung der beiden ersten auf besonders aktive Charaktere deuten soll, würde die Wahl der Farben Blau und Grün eher dem Wesen passiv veranlagter Menschen entsprechen. In verschiedenen Untersuchungen [14, 44] zeigte sich nun, daß die Adipösen im Vergleich zu schlanken

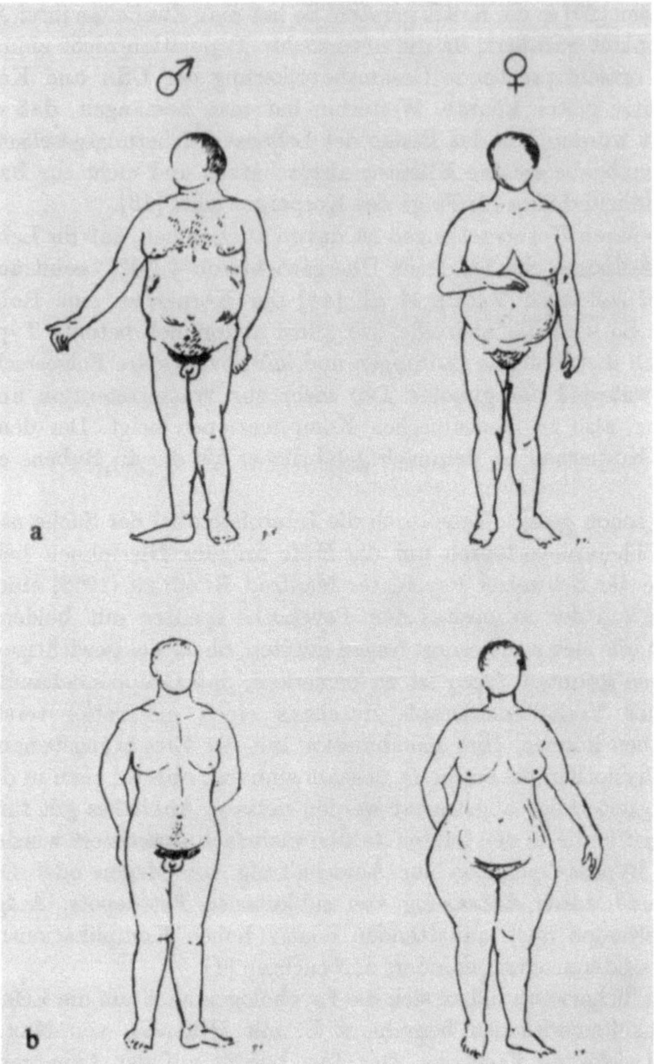

Abb. 19. Androider (a) und gynoider (b) Adipositas-Typ (44)

Personen die passiven Farben bevorzugen. SCHNEIDER (1956) hat jedoch davor gewarnt, derartige Befunde als spezifisch für die Adipositas anzusehen, da sie in ähnlicher Form auch bei anderen Krankheiten zu beobachten seien, etwa bei der Herzinsuffizienz. Er sprach daher von einer Farbwahl der Vitalitätsschwäche. Dennoch sind die Ergebnisse den Adipösen zum Nachteil ausgeschlagen, wozu man auf die Charakterisierung der Farbe Grün durch Wassily KANDINSKY (1912) verwiesen hat. Sie lautet: „Absolutes Grün ist die ruhigste Farbe, die es gibt. Passivität ist die hervorragende Eigenschaft des absoluten Grüns, wobei diese Eigenschaft von einer Art Fettheit, Selbstzufriedenheit parfümiert wird. Dieses Grün ist wie eine dicke, unbeweglich liegende Kuh, nur zum Wiederkäuen fähig, mit blöden, stumpfen Augen die Welt betrachtend."

Derartige Analysen sind zwar ganz amüsant, entsprechen aber sicher nicht der Vielfalt der Erscheinungen. Zutreffender ist wohl der Versuch von SCHNEIDER (1956), die Charaktereigenschaften und Verhaltensweisen der Adipösen zu differenzieren. Dabei legte er sich auf zwei Typen fest, die passiven und die aktiven. Der passive Typ — so SCHNEIDER — sei gekennzeichnet durch unterdurchschnittliche Intelligenz, kleines Interessengebiet, kontaktarmes Wesen, Wortkargheit, aber Gutmütigkeit. Die aktiven Typen seien dagegen beweglich, lebendig, allgemein beliebt, geistig interessiert und zugänglich für sinnlichen Genuß und gesellige Aufgeschlossenheit mit Gemütswärme und Humor.

Unbeantwortet bleibt bei dieser Charakterisierung die Frage, ob und inwieweit die genannten Eigenschaften zur Entstehung des Übergewichts beigetragen haben oder als dessen Folge anzusehen sind.

— Wie aber reflektieren die Adipösen selbst ihren Zustand? Dazu sei abschließend eine Studie über die Motivation zum Besuch einer Spezialsprechstunde wiedergegeben (Tab. 2). Danach bemühen sich jüngere Menschen in erster Linie aus ästhetischen Gründen um eine Gewichtsreduktion, während ältere Personen durch Begleiterkrankungen des Übergewichts zum Arztbesuch veranlaßt werden.

Tabelle 2

Motivationen für Konsultation einer Adipositassprechstunde

Alter	Herz-Kreislauf-störungen	Orthopäd. Störungen	Sonstige Krankheiten	Reihen-untersuchungen	Ästhetische Gründe	Allgemeine gesundheitl. Überlegungen
30 J.	9,4%	3,1%	9,4%	25,0%	43,7%	9,4%
31–50 J.	33,3%	28,6%	8,0%	6,3%	14,4%	9,4%
51 J.	48,2%	29,0%	4,8%	7,0%	—	11,0%

Schlußbetrachtungen

Reflexionen von Erkrankungen symbolisieren charakteristische Merkmale eines Leidens. Sie ergänzen allgemeine Vorstellungen vom Wesen einer Krankheit und prägen — bewußt oder unbewußt — bestimmte Ansichten über deren Geltung. Ohne Zweifel ist das Prestige von Krankheiten recht unterschiedlich. So erfährt der Infarktkranke besondere Aufmerksamkeit, nicht nur wegen der tödlichen Bedrohung, sondern auch als mutmaßliches Opfer seines gestreßten Daseins im Sinne der Manager- oder Funktionärskrankheit. Ein Sehschwacher oder gar ein Blinder genießt ohne Frage mehr Mitleid als ein Schwerhöriger.

Das Prestige der Adipositas ist in unserer Zeit und in unseren Breiten nicht allzu hoch. Nach Ansicht vieler Menschen sind die Betroffenen an ihrem Unglück selber schuld und zudem nicht unmittelbar gefährdet. Typische Einstellungen hierzu haben den deutschen Kliniker EBSTEIN (1904) veranlaßt, von der beneidenswerten Form des Rubens, der komischen des Falstaff und der bemitleidenswerten des Knaben Joe zu sprechen.

Der Arzt unserer Tage kann sich mit solchen Klassifikationen nicht mehr zufriedengeben. Er muß sich davon leiten lassen, daß die Krankheit zu bedrohlichen Folgeerscheinungen führen kann, sei es im physischen, sei es im psychischen Bereich. Und er muß wissen, daß die Adipositas für viele Menschen mehr ist als ein ästhetisches Problem, ja sogar mehr als eine einfache Krankheit. Nur allzu oft bedeutet sie ein schweres menschliches Schicksal.

Bei der Vorbereitung des Vortrages haben mich die Ordentlichen Mitglieder der Sächsischen Akademie Eberhard Brüning, Albrecht Neubert und Ernst Ullmann mit Rat und Tat unterstützt, wofür ich mich herzlich bedanken möchte.

Literatur

1. BERGER, M., BERCHTOLD, P.: Das sogenannte Idealgewicht. Dtsch. med. Wschr. **103** (1978), 1495—1496
2. BERTRAND, L.: Ludwig XIV. Übertragen von Gertrude Aretz. Dresden: Paul-Aretz-Verlag 1927
3. BLEULER, M.: „Psychosomatik" der Fettsucht. Helv. med. Acta **19** (1952), 293—308
4. BOMMER, S., BOMMER-LOTZIN, L.: Die Gabe der Demeter. Krailing: Müller-Verlag 1960
5. BODE, W. v.: Die Meister der holländischen und flämischen Malerschule. Neu bearbeitet von Eduard Plietzsch. 8. Aufl. Leipzig: Seemann 1956
6. BRILLAT-SAVARIN, A.: Physiologie des Geschmacks. Übertragen von Emil Ludwig. Insel-Verlag 1923

7. BURWELL, C. S., ROBIN, E. D., WHALEY, R. D., BICKELMANN, A. G.: Extreme obesity associated with alveolar hypoventilation: a Pickwickian-syndrome. Amer. J. Med. **21** (1956), 811—818
8. CLAUSER, G., SPRANGER, J.: Hinweise auf die Ätiologie der Fett- und Magersucht aus Volkstum, Kunst, Medizingeschichte und Wissenschaft. Münch. med. Wschr. **99** (1957) 53—58
9. CZOK, K.: August der Starke. Leipzig: Koehler u. Amelang 1987
10. DEXTER, W., LEY, J. W. I.: The origin of Pickwick. London: Chapman and Hall Ltd . 1931
11. DICKENS, Ch.: The posthumous papers of the Pickwick Club. London: Chapman and Hall
12. DICKENS, Ch.: Die Pickwickier. Übertragen von O. v. Czarnowski. Leipzig: List 1971
13. EBSTEIN, W.: Fettleibigkeit und ihre Behandlung. Wiesbaden: Bergmann 1904
14. ERBSLÖH, J.: Die Adipositas und ihre Behandlung aus der Sicht der Farbpsychologie. Medizinische **10** (1957), 349—351
15. GEIST, H.: Laßt wohlbeleibte Männer um mich sein: von dicken Menschen im Altertum. Zahnärztl. Prax. **10** (1955), 100
16. GRIES, F. A., BERCHTOLD, P., BERGER, M.: Adipositas. Berlin—Heidelberg—New York: Springer 1976
17. HELLINGHAUS, O. (Hrsg.): Napoleon auf St. Helena. Freiburg/Br.: Herdersche Verlagshandlung 1914
18. HERTER, H.: Adipositas in der Antike. Dtsch. med. Wschr. **94** (1969), 1842
19. HOLLÄNDER, E.: Die Medizin in der klassischen Malerei. 3. Aufl. Stuttgart: Enke 1923
20. HUNECKE, I.: Der Einfluß der Ernährung auf ausgewählte Risikofaktoren bei Normal- und Übergewichtigen in Abhängigkeit vom Alter. Leipzig: Med. Diss. B 1980
21. KANDINSKY, W.: Über das Geistige in der Kunst, insbesondere der Malerei. München: Piper 1912
22. Kommentare: Am Beispiel Napoleons. Editorial der Dtsch. med. Wschr. **92** (1967), 127—129
23. KRAUSE, E.: Oper A—Z. Ein Opernführer. Leipzig: Deutscher Verlag für Musik 1981
24. LINNER, J. H. (Hrsg.): Surgery for morbid obesity. New York—Berlin—Heidelberg—Tokyo: Springer 1984
25. Liselotte v. d. PFALZ: Briefe. Hrsg. H. Herz. Leipzig: Koehler u. Amelang 1973
26. LÜSCHER, M.: Psychologie der Farben. Basel: Test-Verlag 1947
27. MANN, Katja: Meine ungeschriebenen Memoiren. Hrsg. E. Plessen; M. Mann. Berlin: Buchverlag Der Morgen 1971
28. MARKOV, W.: Grand Empire, Sitten und Unsitten der Napoleonzeit. Leipzig: Edition Leipzig 1984
29. MARKS, H. H.: Influence of obesity on morbidity and mortality. Bull. N.Y. — Acad. Med. **39** (1960), 296—312
30. MÖHR, M., JOHNSEN, D.: Tabellen zur Beurteilung des Körpergewichts erwachsener Männer und Frauen nach ihrem Optimalgewicht. Z. ärztl. Fortbild. **66** (1972), 1052—1064

31. RIES, W.: Fettsucht. Leipzig: Barth 1970
32. RIES, W.: Adipositas als Risikofaktor des Alterns. In: SCHULZ, B., VJASITZKI, P. O. (Hrsg.): Aktuelle Adipositasprobleme. Jena: Fischer 1987
33. RIES, W.: In: BEIER, W., LAUE, R., LEUTERT, G., ROTZSCH, W., SCHMIDT, U. J. (Hrsg): Prozesse des Alterns, 2. Aufl. Berlin: Akademie-Verlag 1989
34. RIES, W., HUNECKE, I., REUTER, W.: Erkrankungen des Fettstoffwechsels. Fortschr. Med. **102** (1984), 545–548
35. RIES, W., NOACK, R.: Pathogenese, Klinik und reale Risikofaktoren der Adipositas. Z. ärztl. Fortbild. **74** (1980), 613–618
36. RITTER, W.: Über die Fettsuchttypen und ihre Darstellung in der bildenden Kunst. Leipzig: Med. Diss. 1969
37. ROTENBERG, J. I.: Die Kunst des Hellenismus. In: Allgemeine Geschichte der Kunst. I. Die Kunst der alten Welt. Leipzig: Seemann 1956
38. ROTENBERG, J. I.: Die flämische Kunst. In: Allgemeine Geschichte der Kunst. V. Die Kunst des 17. und 18. Jahrhunderts. Leipzig: Seemann 1963
39. SAINT-SIMON: Denkwürdigkeiten. Übertragen von Arthur Schurig. Leipzig: Insel-Verlag 1922
40. SCHNEIDER, H.: Beitrag zur Psychosomatik der Fettsucht. Schweiz. med. Wschr. **86** (1956), 675–680
41. SCHULZ, B., RATZMANN, K.-P.: Adipositas. Jena: Fischer 1985
42. SEEGER, H.: Giuseppe Verdi, Falstaff. Leipzig: Edition Peters 1987
43. STOMPOR, St.: Zum Werk. In: SEEGER, H.: Giuseppe Verdi, Falstaff. Leipzig: Edition Peters 1987
44. ULRICH, J.: Farbpsychologische Untersuchungen an fettsüchtigen Frauen. Leipzig: Med. Diss. 1958
45. VAGUE, J., RUBIN, Ph., JUBELIN, J., VAGUE, Ph.: Die verschiedenen Formen der Fettsucht. Triangel **13** (1974a), 41–50
46. WADD, W.: Cursory remarks on corpulence, or obesity considered as a disease. 3. Aufl. London: Callow 1819
47. WEIGAND, W.: Der Hof Ludwigs XIV. Leipzig: Insel-Verlag 1922

Bei Fragen zur Produktsicherheit wenden Sie sich bitte an:
If you have any questions regarding product safety,
please contact:

Walter de Gruyter GmbH
Genthiner Straße 13
10785 Berlin
productsafety@degruyterbrill.com